DE
L'EMPLOI DIRECT DE L'IODE PUR
DANS LE
TRAITEMENT
DE LA
PHTHISIE PULMONAIRE.

DE

L'EMPLOI DIRECT DE L'IODE PUR

DANS LE

TRAITEMENT

DE LA

PHTHISIE PULMONAIRE

BIBLIOTHÈQUE NATIONALE
R.F.
IMPRIMÉS.

PAR

P. CHARTROULE,

Ancien Professeur à l'Ecole préparatoire de Médecine; ex-Agent du troisième Dispensaire; membre de la Société médicale du 5e arrondissement; Chirurgien Aide-Major du 4e Bon 5e Légion.

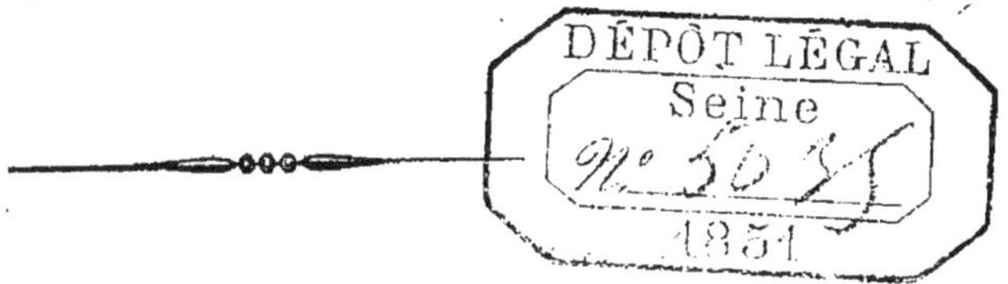

PARIS,

LABÉ, ÉDITEUR, LIBRAIRE DE LA FACULTÉ DE MÉDECINE,

ET DE LA SOCIÉTÉ NATIONALE ET CENTRALE DE MÉDECINE VÉTÉRINAIRE,

Place de l'Ecole de Médecine, 23 (ancien n° 4).

1851.

AVANT-PROPOS.

Je n'ai pas la prétention d'avoir opéré une révolution dans la science ; mais comme il résulte de notre expérience personnelle, ainsi que de celle de nos confrères les plus distingués, que l'usage de l'iode, suivant nos procédés, non-seulement ne peut être nuisible en aucune façon dans le traitement de la phthisie pulmonaire, mais qu'au contraire, il peut être de la plus grande utilité dans cette cruelle maladie, nous croirons avoir rendu le plus grand service à l'humanité si nous sommes assez heureux pour faire partager à nos confrères la conviction qui règne depuis longtemps dans notre esprit.

CHARTROULE.

DE L'EMPLOI DIRECT DE L'IODE PUR

DANS LE

TRAITEMENT

DE LA

PHTHISIE PULMONAIRE.

CHAPITRE Ier.

DE L'IODE ET DE SON EFFICACITÉ DANS LES AFFECTIONS SCROFULEUSES.

Depuis la découverte de l'iode, découverte qu'on peut dire récente, puisque ce n'est qu'à partir de 1819 que ce médicament a pris une place importante dans la thérapeutique, grâce à l'initiative de M. Coindet (de Genève), la médecine pratique est fixée sur son efficacité. L'expérience lui a appris que l'iode est le meilleur remède qu'on puisse employer contre les affections scrofuleuses. Du reste, avant sa découverte, la médecine l'administrait sans le savoir; elle donnait par exemple avec succès de l'éponge calcinée, sans se douter que la partie active de ce produit était l'iode, qu'on n'avait pas encore dégagé des composés qui le contiennent. Cependant il ne faut pas juger cette efficacité d'une manière absolue, en admettant qu'il suffise d'administrer l'iode sous une forme déterminée, en une formule invariablement la même, pour obtenir des effets curatifs. Il faut plier le médicament aux exigences des cas morbides qu'on traite et du tempérament du malade auquel on le prescrit. C'est ce qui a donné lieu a une grande variété dans les composés d'iode préparés par la pharmacie, dans le but de les approprier aux conditions différentes qui en réclament l'emploi. Ainsi, pour ne citer qu'un seul exemple, M. Lugol, l'un des médecins qui ont le plus contribué a assigner à l'iode la valeur thérapeutique qu'il occupe, en a fait usage avec des succès à peu près constans, sous la forme d'iodure de potassium administré en poudre, puis à l'état de sirop. Cet iodure de potassium ne fatigue pas les organes et produit, sans entraîner d'inconvéniens, les changemens favorables qu'on se propose d'obtenir.

Il n'y a donc qu'à varier la forme sous laquelle on administre l'iode, à passer à d'autres formules quand les premières n'ont pas réussi pour arriver à guérir ou à modifier plus ou moins favorablement une maladie de nature scrofuleuse. Ici, ce n'est pas la théorie qui a prononcé, mais la pratique la plus sévère, et on peut ajouter aussi la plus longue, bien que la connaissance de l'iode ne remonte pas à bien des années. La scrofule, et les maladies qui s'y rattachent sont assez nombreuses, en effet, pour qu'elles offrent le champ le plus large aux expériences et aux observations. La médecine pratique s'est exercée là dessus, depuis que l'iode a été présenté par M. Coindet comme le médicament le plus actif et presque comme l'agent spécifique pour combattre les affections scrofuleuses. On peut dire d'après cela, qu'en cette question, il ne reste plus rien à faire. Une vérité est acquise depuis longtemps à l'art de guérir ; celle de l'efficacité contre une classe de maladies de caractère varié, mais qui se rattachent toutes à une altération qui a pour point de départ le vice scrofuleux.

D'autres preuves sont venues confirmer celles que la médecine pratique a mises en évidence touchant l'efficacité de l'iode ; elles ont trop d'intérêt pour négliger de les signaler.

Un chimiste, M. Chatin, a prouvé, dans une série de Mémoires présentés à l'Institut, que l'iode était très-répandu dans la nature ; il y en a dans les plantes, il y en a dans la terre, il s'en trouve dans les eaux, on en constate l'existence dans l'air. Ainsi donc, nous sommes soumis naturellement à une absorption journalière d'iode ; sans être malades nous nous médicamentons ; la providence s'est chargée de ce soin. C'est une médication tellement préservatrice destinée à empêcher que notre organisation s'altère, dégénère et ne tombe dans un état pathologique plus ou moins voisin de l'état scrofuleux, que voici ce qui arrive lorsque cet iode, naturellement répandu autour de nous, diminue d'une manière notable, pour que nous ne puissions en absorber qu'une petite quantité.

La réponse que nous allons faire résulte des travaux de M. Grange, qui a constaté que lorsque les terrains magnésiens régnaient dans un pays, la population était affectée de goître et de crétinisme, et que le crétinisme et le goître disparaissaient parce que les terrains magnésiens disparaissaient avec eux. Mais en quoi cela tient-il à la question que nous avons posée? Les terrains magnésiens ne contiennent pas d'iode, les sources magnésiennes n'en présentent pas non plus. Les altérations que nous venons de signaler ne viennent donc pas seulement de la présence de la magnésie, mais de l'absence trop absolue d'iode qui ne se trouve plus ou qui se trouve en trop petite quantité dans les plantes alimentaires, dans l'air respiré, dans les eaux qui servent à la boisson. Pour porter remède à un vice géologique qui devient un fléau pour la population, c'est l'iode qu'on devrait mélanger, suivant M. Grange, au sel employé pour la préparation des alimens. Avec l'usage de l'iode, les goîtreux deviendraient plus rares, si même le nombre des crétins ne diminuait. Il faut donc, de l'iode pour empêcher le développement de la scrofule et des maladies qui s'y rattachent, comme il faut de l'iode pour les guérir.

CHAP. II.

ANALOGIE DE LA PHTHISIE AVEC LA SCROFULE.

Pour étendre l'emploi du médicament on peut user et on use le plus souvent de l'analogie. Deux maladies se ressemblent-elles? se touchent-elles par quelque point? ont-elles un caractère commun, des symptômes qui revêtent la même physionomie? Il est permis d'admettre que la même méthode de traitement réussira dans le cas nouveau comme elle a réussi dans l'ancien. Assurément ce résultat n'est pas certain, mais il est probable. La médecine n'est du reste qu'un calcul plus ou moins habile de probabilité.

Y a-t-il une ressemblance, une analogie entre l'affection scrofuleuse et l'affection tuberculeuse? Si la science répond par l'affirmative, il est évident que l'iode a pu être essayé avec quelque chance de succès comme moyen de traitement. Répondons donc à la question posée.

D'abord, en quoi consiste l'affection scrofuleuse? Voici la définition qu'en donne M. le docteur Grisolle dans son Traité de pathologie (1). « Nous définirons, dit-il, la maladie scrofuleuse, un état général constitutionnel caractérisé par des lésions diverses survenant du côté des parties molles et des os, spécialement par l'engorgement chronique et la *tuberculisation* des ganglions lymphatiques.» Ainsi, voilà déjà une trace de ressemblance que nous avons fait saillir en soulignant avec intention le mot *tuberculisation*. Puisque, pour une définition exacte d'une maladie, il a fallu se servir d'un mot qui caractérise une maladie différente, il faut bien qu'il existe entre elles un étroit lien d'analogie. Mais passons pour montrer les relations qui règnent non pas dans l'état général, mais dans les altérations morbides elles-mêmes qui se dévelop-

(1) Traité Elémentaire et pratique de Pathologie interne, 3e édition, tome II, page 529.

pent dans les tissus des scrofuleux, comme dans la trame organique des malades affectés de phthisie.

Dans la scrofule il se dépose, ou il se forme une matière blanche, épaisse dans les tissus glanduleux. Au commencement de cette formation, la matière présente une certaine homogénéité ; mais pour peu que la scrofule se prononce, qu'elle poursuive son développement, des changemens s'opèrent dans la substance. On sait déjà que l'un d'eux, le plus ordinaire, consiste dans l'apparition de tubercules absolument semblables à ceux qu'on trouve dans les poumons des malades frappés de phthisie.

Dans l'affection tuberculeuse, comment se produisent les petits corps qui s'implantent dans le tissu des organes respiratoires? S'y déposent-ils comme se dépose la matière tuberculeuse dans le tissu glanduleux? Il y a eu et il y a encore plusieurs opinions qui divisent les pathologistes à ce sujet, nous allons les dire.

Les uns regardent le tubercule comme du pus concret, comme le résultat d'une inflammation lobulaire. Cette opinion a été portée dans l'école par l'influence de Broussais, qui n'admettait rien sans faire jouer un rôle à l'intervention inflammatoire. L'erreur a été bientôt prouvée avec le microscope, il a été facile de reconnaître la différence qu'il y a entre le globule *réellement* purulent, et le globule *réellement* tuberculeux. D'autres ont admis, avec Bayle et Laënnec, que le tubercule était un produit accidentel organisé et vivant d'une vie propre; mais pour admettre cette hypothèse, il faudrait constater l'existence de vaisseaux nourriciers qui alimentassent la vie de ce corps parasite. Or, il n'en est pas question; rien de cela ne se montre dans la périphérie du tubercule. Si l'une de ces deux hypothèses était vraie, l'analogie que nous cherchons à montrer n'existerait pas, mais ni l'une ni l'autre ne sont admissibles. Elles comptent sans doute des partisans, mais quelle erreur n'a pas les siens! Reste enfin une dernière opinion, la plus simple, et pour cette raison la dernière qui ait été émise: Le tubercule ne pourrait-il pas être sécrété par les tissus ou déposé dans leurs interstices et s'y comporter à la manière des corps étrangers? M. Grisolle dit avec trop de timidité peut-être : C'est une opinion vers laquelle nous pencherions davantage. Quoi qu'il en soit, ajoute-t-il, disons par anticipation, car cela résultera de l'étude que nous allons faire, que le tubercule naît et se développe indépendamment de tout travail inflammatoire (1).

Ainsi, il y a analogie de formation entre la scrofule et le tubercule. Ces deux matières peuvent avoir des différences de couleurs, de composition, de consistance; elles peuvent en avoir aussi pour les parties ou elles se déposent de préférence, mais elles ne proviennent ni l'une ni l'autre d'inflammation. Elles sont formées et déposées, sans doute, par un vice de nutrition et sous des influences que la science n'est pas encore parvenue à analyser; mais leur mode de formation est commun en ce qu'il a de visible et d'acquis.

Nous avons dit précédemment que le microscope avait jeté une vive lumière sur la question. M. Lebert, qui a fait un excellent ouvrage sur la scrofule

(1) Ouvrage cité, 2e vol., page 164.

et le tubercule, a montré que leur organisation éloignait toute idée d'origine inflammatoire. Les élémens du pus ne s'y retrouvent pas. Lorsqu'il y en a d'adhérent à la matière tuberculeuse, il ne vient pas du corps lui-même, mais des tissus où il est implanté.

En présence des faits scientifiques, il y en a d'autres d'autant plus concluans qu'ils frappent les yeux de tout le monde. Les scrofuleux n'ont-ils pas une ressemblance organique profonde avec les phthisiques? En voyant un scrofuleux ne pense-t-on pas qu'il se trouve plus près que personne de l'état organique qui conduit aux altérations propres à la phthisie? Les phthisiques, enfin, ne se recrutent-ils pas surtout dans cette masse considérable d'individus qui portent le cachet de la scrofule? C'est incontestable.

Rien ne combat donc, tout montre au contraire la parenté qui existe entre la phthisie et la scrofule, et la médecine devait inévitablement tenter pour les phthisiques, la médication si efficace qu'elle emploie pour les scrofuleux.

CHAP. III.

DE L'IODE ET DE SES DIVERSES PRÉPARATIONS DANS LE TRAITEMENT DE LA PHTHISIE PULMONAIRE.

On a beaucoup essayé de moyens d'action contre la phthisie pulmonaire sans obtenir de résultats, c'est ce qui explique la variété de moyens ou de méthodes qui se sont succédé de siècle en siècle, sans laisser d'autres traces que le souvenir de leur insuccès. On en était arrivé au point de déclarer que la phthisie était incurable. Grâce à l'observation moderne plus attentive dans ses investigations, plus certaine dans ses jugemens, il est prouvé aujourd'hui que la phthisie peut s'arrêter dans sa marche, qu'elle peut guérir. Bayle, qui était le partisan de l'incurabilité, n'a plus raison, en présence des observations multipliées de cicatrisations de cavernes recueillies par la pratique, et fort heureusement, dit M. Grisolle, dans sa Pathologie (1), des faits assez nombreux ont mis hors de doute que la phthisie était susceptible de guérison.

Si ces cas de guérison avaient eu lieu après un traitement exécuté avec méthode et avec suite, on saurait à quoi s'en tenir sur les moyens à opposer à la phthisie. Mais c'est la nature qui a guéri dans ces diverses circonstances ; le traitement paraît n'y avoir été pour rien. Néanmoins, à force d'essais plus ou moins infructueux, un pas a été fait dans la thérapeutique de cette affection redoutable. On n'abaisse plus systématiquement la force du malade, on l'élève ; sous prétexte d'éteindre la fièvre qui le consume, on ne le condamne pas à la diète et aux affaiblissans, on le nourrit substantiellement, on le fortifie. Avec ce mode d'alimentation on ne guérit pas la maladie, mais on fait durer le malade ; il prouve

(1) Ouv. cit.

par conséquent qu'il est parfaitement approprié à un état pathologique, contre lequel l'usage des adoucissans, même des antiphlogistiques, avait prévalu jusqu'ici. Si les traitemens efficaces mettent le médecin sur la trace de la nature des maladies, l'efficacité du régime sert aussi à quelque chose; elle guide pour le choix du traitement. Aussi le régime tonique méritant la préférence sur le régime débilitant, qui, au lieu de soutenir les forces du malade, ne fait que les dissoudre avec rapidité, on est conduit naturellement à admettre une médication analogue. On voit ici l'iode poindre à l'horizon de la pratique. Quand un malade éprouve le plus grand bien du régime tonique, l'iode semble devoir tenir une des premières places dans le traitement. Il ne fut pas adopté d'abord, mais on commença par une médication qui devait y conduire.

Le chlorure de soude, le sel ordinaire fut proposé par M. le docteur Amédée Latour. Ce tonique précieux, sans lequel nos alimens privés de sapidité auraient bientôt fatigué nos organes digestifs, compte des succès réels. Des praticiens de mérite ne veulent pas en convenir, mais ces succès ont été constatés, et s'ils n'ont pas marqué par leur nombre, on ne peut nier qu'ils existent. Il y a quelques années aussi, l'eau minérale de Bonnes fut préconisée comme excellent moyen d'action contre la phthisie. Des recherches prouvèrent qu'elle portait dans sa composition du chlorure de soude.

On connaît l'analogie, le voisinage étroit qui rapproche le chlore de l'iode ; ce n'est pas une raison que de l'un on soit conduit à l'autre quand il s'agit d'application thérapeutique. Mais les qualités du chlorure de soude et celles des composés d'iode ont des points de contact, des affinités. Elles combattent avec avantage la débilité organique et les maladies qui s'y rattachent. Si ces composés ne procèdent pas de la même manière dans les effets qu'ils produisent, ils arrivent par différentes voies au même but. On pourrait dire qu'en agissant sur l'estomac et la nutrition, le sel procède par une influence indirecte, et que l'iode en s'adressant à l'appareil lymphatique procède par une influence directe. D'ailleurs, les conditions physiologiques inspirent la pensée de l'iode. Les phthisiques présentent généralement les signes d'une grande débilité ; on voit que la réparation ne se fait pas dans ces corps prédestinés à l'affection tuberculeuse ; on reconnaît qu'il y a là un vice caché dont la physionomie frappe par sa ressemblance avec celle du vice scrofuleux. De cette analogie à fixer la pensée sur l'iode et à l'employer comme médication contre la phthisie, assurément il n'y a qu'un pas.

Pour plusieurs raisons plus concluantes les unes que les autres, l'iode a donc été choisi comme moyen d'action contre l'affection tuberculeuse des poumons. Tout montre qu'on avait plus de motifs pour fonder des probabilités sur ce médicament que sur tous les autres.

On l'a administré sous la forme d'iodure de potassium d'abord isolément, puis en le complétant par des moyens tirés de la même source comme nous le dirons plus loin. Le proto-iodure de fer a été donné par M. Dupasquier de Lyon avec un succès que M. Louis n'a pas pu obtenir à Paris. Un pharmacien de la capitale, M. Blancard, prépare des pilules d'iodure de fer qui agissent avec quelque efficacité entre les mains de quelques praticiens. M. Piorry, que l'on est toujours sûr de trouver lorsqu'il s'agit d'imprimer des progrès à la science, s'est déclaré le chaud partisan du traitement par l'iode, il donne l'iodure de potassium et emploie les frictions de teinture d'iode sur la poitrine. Ce professeur a obtenu sous nos yeux des résultats assez favorables. Il faut être prudent pour admettre définitivement des guérisons en matière de phthisie pulmonaire ; mais c'est quelque chose, c'est beaucoup, c'est souvent même un bonheur inespéré de voir la destruction tuberculeuse, s'amender, s'arrêter, et le malade reprendre une partie de ses forces. Voilà l'iode donné sous forme solide. Comme ses effets n'étaient pas assez satisfaisans, assez brillans pour s'arrêter à ce premier pas, une autre médication a été trouvée, et cette fois avec un certain bonheur.

Il s'agit de la médication par la vapeur des composés d'iode et par celle de l'iode lui-même.

Quelques praticiens recommandaient depuis longtemps de respirer de l'iode en grumeaux, dans certains états pathologiques de la tête liés plus ou moins directement au vice scrofuleux. La pensée est venue, pensée très-juste, très-logique à notre avis, de faire parvenir l'iode au foyer même de la maladie, c'est-à-dire dans les vésicules pulmonaires où s'exerce le travail de destruction qui caractérise la phthisie. Nous avons eu cette idée qui a été heureuse, car l'expérience nous l'a prouvé, mais si nous ne l'avons pas eue seul, nous croyons l'avoir eue autrement que les autres. Dans tous les cas, la substance que nous portons dans les poumons n'est pas celle que d'autres y portent aussi par le moyen de l'inspiration. M. Huette fait respirer l'éther iodhydrique ; M. Piorry, le premier, a fait inspirer la teinture d'iode ; quant à nous, nous faisons respirer l'iode à l'état de pureté. Avec l'iode nous faisons parvenir le médicament lui-même dans les parties malades, où il porte son efficacité propre, puisqu'aucune combinaison ne le modifie. Avec un composé, l'action médicamenteuse ne peut pas toujours être sûre, car le composé se décompose, et dans son nouvel état il peut n'être qu'imparfaitement propre au but auquel il est destiné.

Nous touchons à la question importante : après avoir dit sous quelle forme l'iode est employé, il faut montrer quelle est celle qui doit prévaloir sur les autres, et qui mérite, après l'épreuve de l'expérience, la préférence des hommes de l'art. C'est ce que nous allons faire.

CHAP. IV.

DE L'EFFICACITÉ RELATIVE DES PRÉPARATIONS IODÉES DANS LE TRAITEMENT DE LA PHTHISIE PULMONAIRE.

Nous n'avons rien à dire sur l'iodure de potassium et les divers composés d'iode administrés sous la forme solide ou liquide ; ils produisent plus ou moins de bien que quelques médecins ont pu constater et qui n'a pas été remarqué par d'autres. En somme, ils ne présentent pas de notables inconvéniens. Si les avantages sont incertains ou discutables, il s'agit seulement, ce qui n'est pas toujours facile, de bien choisir le composé, de bien graduer les doses, de savoir s'arrêter à propos, de modifier enfin le traitement quand l'exigent les circonstances. Mais nous ferons observer que parmi ces composés, il y en a un qui entraîne toujours, ou du moins très-souvent, une complication assez fâcheuse. La teinture d'iode en frictions alcoolise les malades autant par l'odeur qu'ils perçoivent que par l'absorption qui porte un excitant alcoolique dans leur cerveau. Si les phthisiques étaient moins impressionnables, les frictions de teinture ne détermineraient pas d'ivresse ou un désordre cérébral qui lui ressemble. Mais, sensibles à l'excès, et quelques fois troublés dans l'état régulier de leur intelligence par un peu de vin mêlé d'eau, on comprend que les frictions ne se bornent pas à déterminer l'effet purement médical qu'on se propose. Il faut au moins être très-modéré, très-prudent dans les frictions de teinture, si mieux on ne les rejette pas.

Restent les inspirations, auxquelles nous attribuons le plus de portée. L'inspiration de l'iode en grumeaux, comme on respire un flacon d'odeur, est un moyen très-imparfait. Les molécules odorantes arrivent sur la muqueuse nasale, mais s'il rayonne de ce point une influence par sympathie ou autre sur le cerveau ou dans le parenchyme du poumon, il faut la compter pour bien peu. Nous n'insisterons pas d'avantage sur ce mode d'inspiration, mode élémentaire qui peut seconder une action, mais qui n'est pas suffisamment énergique pour la produire. Un fait seulement que nous pouvons établir, c'est qu'il n'y a pas d'inconvénient à s'y livrer même avec fréquence. Il ne se développe pas d'irritation, il ne se manifeste aucun signe qui puisse le faire rejeter.

Les inspirations, suivant la méthode de M. Huette, sont autrement importantes. L'iode est inspiré par la bouche et arrive dans le poumon. Mais ce n'est pas la substance pure qui est portée dans l'organe, elle y parvient sous la forme d'éther iodhydrique. Les éthers ont par eux-mêmes des inconvéniens très-graves. Ce sont des stimulans diffusibles, ils excitent la circulation, ils déterminent et prolongent plus ou moins longtemps un mouvement fébrile. Pour peu qu'un malade soit faible ou agité, les effets se prononcent davantage, l'excitation est plus vive, l'agitation gêne le repos et empêche le sommeil. Il arrive même quelquefois qu'un désordre marqué se prononce et crée un véritable état de souffrance.

Or, de tous les malades, ne sont-ce pas les phthisiques qui sont les plus impressionnables, les plus susceptibles de ressentir les actions les plus faibles? On comprend donc ce que les inspirations d'éther peuvent déterminer sur eux, en les bornant même à l'effet signalé. Mais cet effet ne s'arrête pas là, il se complique d'un inconvénient bien plus grave.

Les inspirations d'éther iodhydrique répétées produisent chez les phthisiques une ardeur, une sécheresse extrêmement vive des voies respiratoires ; c'est à tel point que les malades qui les supportent le mieux ne les continuent qu'avec répugnance. La sécheresse augmentant en raison de la durée du traitement, il est rare qu'il ne faille pas ensuite l'interrompre. On comprend, en effet, que l'action ne se borne pas aux premières voies, qu'elle pénètre jusque dans les poumons et qu'elle y provoque la toux avec le cortége de ses complications, c'est-à-dire avec une augmentation de fièvre, une grande fatigue dans les organes malades, un état de congestion du poumon, et en fin de compte l'hémoptysie.

En admettant que les inspirations d'éther aient quelque valeur au point de vue chimique, que le composé se prête mieux à l'absorption, qu'il se décompose dans les vésicules, de manière à donner un produit mieux approprié que tous les autres au but qu'on veut atteindre ; en admettant tout cela, l'éther iodhydrique mérite-t-il la supériorité d'action qu'on a voulu lui attribuer dans le traitement de la phthisie ? Nous n'hésitons pas à dire non. Les inconvéniens sont trop considérables pour ne pas annihiler les avantages. Ceux-ci fussent-ils plus grands qu'ils ne sont et ne peuvent être, le remède porterait avec lui de quoi les neutraliser. Lorsqu'un médicament entretient l'excitation et aggrave un des symptômes qui fatiguent le plus le phthisique, la fièvre ; lorsqu'il altère assez fortement pour exciter l'organe malade lui-même et augmenter par suite la somme des conditions défavorables à la marche de la maladie, évidemment le médicament à tort et doit être condamné dans la pratique.

Les inspirations d'iode à l'état de pureté partagent-elles ces vices ou les remplacent-elles par des qualités ? C'est à cette question que nous allons répondre, en faisant connaître en quoi consiste le traitement dont nous sommes l'auteur.

CHAP. V.

SUPÉRIORITÉ DU TRAITEMENT PAR LES INSPIRATIONS D'IODE SUR LES AUTRES MÉTHODES.

Nous avons montré ce que produisent les inspirations comme M. Huette les prescrit; nous avons également montré que l'iode pris à l'intérieur sous des formes diverses donnait des résultats discutables et incertains. Reste donc un dernier moyen, celui que nous avons introduit dans la pratique, les inspirations d'iode pur.

Nous croyons que ce médicament a d'autant plus d'action qu'il va plus droit à l'organe malade; quand il y a incendie, c'est au foyer brûlant qu'il faut porter l'eau pour l'éteindre. Quand un organe est altéré, c'est quand on porte le plus possible de principe curatif au foyer du mal qu'on réunit le plus de chances pour atteindre la guérison. Ainsi, dans l'hypothèse que l'iode est le médicament le meilleur jusqu'ici contre la tuberculisation pulmonaire, le seul auquel on reconnaisse une supériorité marquée sur tant d'autres soumis tour à tour aux épreuves de l'expérience, ne faut-il pas le dégager le plus possible de ses combinaisons pour lui conserver toute son activité? C'est ce que la chimie a fait pour le quinquina; elle est arrivée à produire le sulfate de quinine. Les composés d'iode ne sont pas dans le même cas que l'écorce américaine, ils n'ont pas cette complication de composition qu'elle présente; mais l'iode, délivré de ses combinaisons pharmaceutiques, doit agir avec plus de puissance s'il n'a pas besoin d'être uni à un autre corps pour être absorbé. Or, en contact avec la muqueuse pulmonaire, son absorption se fait facilement et promptement; elle se fait sur une surface considérable, car partout où l'air pénètre, les molécules du médicament pénètrent aussi. Ce qui le prouve, d'ailleurs, ce sont les effets. Cette démonstration qui se fait toute seule ne laisse rien à dire.

Ainsi, l'iode est absorbé rapidement; la rapidité des effets prouve que c'est dans l'organe que s'opère le travail médicateur. Quand il y a une caverne, même quand le tubercule ne s'est pas ouvert une voie par l'inflammation dans les ramifications bronchiques, le remède se met de lui-même en contact avec les points malades. Que se produit-il alors? Quel phénomène chimique ou vital arrête la marche de l'altération, ou aide à déterminer la cicatrisation de la caverne, ces plaies béantes de l'organe respiratoires? Nous ne saurions le dire. C'est inutile, du reste; pour obtenir des résultats efficaces, pour amener des guérisons, on possède, on connaît un médicament, on sait qu'il a une vertu particulière; on a l'assurance qu'en le portant dans l'organisme par la voie qui conduit le plus vite sur les points altérés, on peut obtenir de bons effets, assez remarquables quelquefois pour produire la surprise; que faut-il de plus? Si on n'a pas les moyens de procéder avec toute la clairvoyance désirable, on y voit suffisamment pour arriver à réussir.

La médication directe, c'est-à-dire par les inspirations, a une supériorité réelle sur la médication indirecte. Il n'y a pas de doute sur la question. Ce que nous venons de dire sur cette promptitude de l'action médicatrice, des observations faites sur des malades traités ne tarderont pas à en montrer la preuve ; pour le moment donc, nous n'insisterons pas là-dessus. Mais les inconvéniens de la méthode inspiratoire de M. Huette ne sont-ils pas communs avec la nôtre ? Celle que nous avons préconisée n'a-t-elle pas des vices aussi qui paralysent en partie l'action du remède, et peuvent même troubler plus ou moins profondément l'organisme impressionnable des phthisiques ?

Il est évident que les inspirations comme nous les pratiquons avec l'iode pur ne peuvent développer ni de l'ivresse, ni cette excitation générale qui est propre aux médicamens diffusibles. Il faut un alcoolique, un éther pour produire le premier de ces états ; il faut des conditions que ne présente pas l'iode, comme la volatilité, par exemple, pour produire le second. Mais l'iode à l'état pur pourrait dessécher la bouche et les voies aériennes. Comme l'éther iodhydrique, il n'a pas cet inconvénient, assez grave bien souvent pour forcer à interrompre la médication ; il ne provoque même pas la toux, ce qui était peut-être à craindre avant l'expérience. On comprend que ce n'est pas sans y mettre des précautions qu'on parvient à éviter toute complication fâcheuse, tout effet qui ne serait pas un effet thérapeutique approprié au traitement de la tuberculisation. Il faut procéder rationnellement et sans impatience, en résistant au désir violent des malades d'expérimenter un nouveau moyen d'action, un moyen auquel ils ont une foi plus ou moins vive, comme celle que font naître autour d'eux tous les moyens nouveaux. On doit donc commencer par de rares et courtes inspirations. Une inspiration par jour, et de la durée de trois ou quatre minutes, suffit au début et pendant les premiers jours de traitement. Quand la bouche s'est habituée au goût de rouille d'iode, que les voies respiratoires l'acceptent sans réagir, on double les inspirations en suivant avec attention les effets produits sur le malade. En restant fidèle à cette marche, il n'y a pas de complication, il n'y a pas de dégoût, il ne se manifeste pas d'inconvénient. Quand un résultat se dessine, il est rare qu'il ne soit pas favorable.

Mais si le principe est juste, il ne prend toute sa

valeur que par celle de l'instrument destiné à le réaliser dans sa pratique. L'instrument, c'est l'auxiliaire indispensable. Il ne faut pas seulement que le médecin donne de l'iode ; mais il doit se rendre un compte exact de la quantité qu'il en donne ; en l'absence de l'homme de l'art, il faut même que le malade puisse se diriger. L'instrument dont nous nous servons ne répond pas seulement à cette nécessité, il fait aussi pénétrer la substance dans les voies aériennes, avec les conditions les meilleures pour faciliter sa division, et, par suite, son absorption. L'appareil inspiratoire n'est pas le seul moyen que nous employons pour porter l'iode dans le poumon malade, nous le corroborons par un autre moyen moins actif, mais qui permet d'entretenir l'organe dans une sorte d'iodation durant les intervalles des inspirations.

CHAP. VI.

TRAITEMENT PAR L'INSPIRATION.

Sans préjudice des iodures donnés à l'intérieur, sous des formes variées, et d'un régime tonique, comme tous ceux qui sont prescrits dans la plupart des traitemens par l'iode, la médication spéciale consistant dans l'inspiration, s'appuie sur deux moyens d'action : 1° *L'Appareil inspiratoire*; 2° *Les Cigarettes iodées*.

1° *Inspiration par l'Appareil*.

L'appareil inspiratoire, auquel nous avons donné le nom d'iodomètre, a été construit par M. Danger, après bien des essais pour le rapprocher le plus possible de la perfection. Le nom que nous venons de citer est une garantie d'excellence pour la construction de l'instrument ; car M. Danger n'est pas seulement connu dans le monde savant par ses appareils de précision, mais encore par son remarquable ouvrage sur les poisons, qui lui a valu un rang élevé dans la science. Aussi disons-nous que l'iodomètre répond à tout ce que peut exiger le médecin et à ce que réclament les conditions spéciales du malade.

L'iodomètre est simple, et pourtant il est compliqué ; M. Danger a su réunir en un petit volume toutes les pièces nécessaires pour qu'il n'y ait pas déperdition dans la matière aspirée ; pour que la température de l'air chargé des principes médicateurs reste invariable ; enfin pour qu'on puisse suivre de l'œil la quantité d'iode consommé pendant une séance d'inspiration. En voici la description détaillée.

L'appareil, monté sur un pied de cuivre, porte une ampoule de verre qui est une lampe à esprit de vin. Du pied de l'appareil, part une tige transversale à laquelle est adapté un tube d'un assez grand diamètre relativement aux autres ; ce tube, le plus considérable de tous, est percé à ses deux extrémités, ainsi que dans son milieu, où s'embranche un autre tube à extrémité libre ; c'est à cette embouchure que le malade applique sa bouche pour l'inspiration. Mais, où l'iode est-il placé dans l'appareil ? par quel mécanisme l'air entretenu dans une température égale et élevée s'empare-t-il de la matière médicamenteuse pour la porter dans les voies aériennes?

L'iode, divisé en petits cylindres, est placé à l'extrémité inférieure du grand tube, qui se rétrécit en un tube de très-petit diamètre; l'extrémité opposée de ce dernier tube serait ouverte à l'air, si elle n'était bouchée par un cylindre en platine mobile qui supporte l'iode. Or, en poussant ce cylindre, qui se termine en boule hors du petit tube, on fait monter ou descendre à volonté la matière qui doit se dissoudre dans l'air, avant d'atteindre la bouche du malade. Une échelle est gravée sur le verre, qui permet de lire la quantité d'iode correspondant à chaque partie du tube, et par conséquent celle que consomme chaque inspiration. Il est impossible au médecin comme au malade de s'égarer; l'un et l'autre savent la quantité de matière qui charge l'instrument, car on s'en assure comme on le fait sur un thermomètre pour les degrés de température. Ils savent aussi l'un et l'autre combien il se consomme de ce remède dans un temps donné, et par suite s'ils doivent s'arrêter dans l'inspiration, ou s'ils peuvent la prolonger encore. Cette construction si ingénieuse a un autre avantage qui fournit à l'air une dissolution toujours semblable à elle-même, c'est-à-dire toujours également chargée.

Quant à la manière dont l'air entre échauffé dans le grand tube pour se mettre en contact avec l'iode, la disposition est bien simple. Un petit tube est engagé par un bout dans le grand, dont l'extrémité supérieure est consacrée à recevoir l'air extérieur ; par une disposition particulière, ce tube passe à travers le foyer de la lampe et communique à l'air qu'il contient une température assez élevée pour activer et entretenir la volatilisation du médicament.

Le mécanisme de l'instrument est compliqué sans doute, mais il est aussi simple que possible pour satisfaire aux indications nombreuses qu'il avait à remplir. Nous nous permettrons de rappeler que l'iodomètre doit permettre au médecin comme au malade de se rendre un compte exact de l'opération. Il faut qu'ils sachent combien d'iode est porté par l'air dans un moment déterminé, dans les voies aériennes pour pénétrer et se répandre dans le poumon. Il faut enfin que les conditions de l'instrument soient telles que l'iode ne soit pas dissous en plus grande quantité dans une inspiration que dans une autre. Tout cela est prévu, tout cela s'accomplit avec cette régularité, cette précision des instrumens de physique les mieux perfectionnés.

Mais on comprendra sans doute que l'élévation de la température de l'air qui va chercher l'iode dans le réservoir où il est contenu presse la volatilisation de la substance, et que dès lors chaque inspiration en porte dans les vésicules pulmonaires une assez forte quantité. Bien que les premières inspirations ne produisent pas de bien sensibles inconvéniens, même chez les malades les plus délicats, nous avons pensé qu'il ne fallait pas les exposer du premier coup à l'influence de ces fortes doses. Nous le répétons, la toux n'est pas provoquée, aucun état de surexcitation ne se développe dans l'organe. L'accès fébrile du soir n'augmente pas. Cependant il peut se produire un malaise, ou tout au moins un sentiment de répulsion, à cause du goût particulier que communique l'iode. C'est pour l'éviter, c'est pour que le malade soit en quelque sorte habitué aux inspirations dès l'instant où il les commence, que nous ne le soumettons à l'iodomètre qu'après avoir ouvert le traitement par l'emploi d'un autre moyen.

2° *Inspiration par les Cigarettes iodées.*

Les cigarettes iodées, qui ressemblent parfaitement, quant à la forme extérieure et à la couleur, à des cigarettes ordinaires, ont été préparées sur nos indications par M. Bourières, pharmacien (1), qui a bien voulu nous les fournir pour tous les essais dont nous avons eu besoin, tant en ville que dans les hôpitaux ; aussi le prions-nous d'en recevoir ici tout notre témoignage de gratitude.

Ces cigarettes sont composées de principes aromatiques et calmans, ainsi que d'une certaine proportion d'iode qui en fait la base essentielle. Nous n'avons pas voulu composer nos cigarettes d'iode

(1) Ancienne pharmacie Dublanc, rue du Temple, près le boulevard, 221.

pur, non-seulement pour réduire les proportions de la substance active, mais encore pour corriger, par l'introduction de principes sédatifs, l'irritation que cette substance pourrait développer. Mais comme la sédation est souvent très-dangereuse dans le traitement de la phthisie, comme diminuer la douleur dans un organe conduit quelquefois à abaisser sa force physiologique, nous avons cru ne pas devoir introduire dans nos cigarettes des principes calmans sans y joindre des principes aromatiques. Les uns sont le correctif des autres; l'expérience nous a prouvé que nous ne nous étions pas trompé.

Les cigarettes, en effet, qu'on fume comme celles de tabac ont une saveur très-douce et très-agréable; la fumée n'en titille pas la gorge, ou elle ne le fait que très-légèrement. Les personnes les moins habituées au tabac, comme les femmes, peuvent en user sans inconvénient, et sans garder longtemps dans la bouche le goût d'iode, qui n'est pas marqué comme après les inspirations. Les cigarettes n'auraient-elles pas une action médicamenteuse, qu'elles rendraient un service par le but qu'elles sont destinées à remplir; elles préparent la bouche, les voies aériennes et le poumon à une influence médicamenteuse d'autant plus vive qu'elle est directe; elles les disposent favorablement, et, dans tous les cas, elles servent à éclairer le médecin sur la manière dont le malade acceptera le médicament.

Nous commençons le traitement par une très-faible dose; le début est d'une demi-cigarette. Nous la continuons pendant quelques jours, en nous réglant sur la manière dont le malade accepte ce régime et sur l'état plus ou moins avancé de l'affection. Du reste, nous n'insistons jamais longtemps sur les petites doses; le malade est impatient, car la phthisie est une de ces affections dont le travail ne s'arrête pas, et qu'il faut arrêter le plus vite possible dans sa marche. Nous passons donc aux cigarettes entières dès que nous le pouvons; nous ne tardons pas alors à en faire fumer plus d'une, car l'habitude une fois prise, on les recherche au lieu de les repousser. Dès ce moment il n'y a pas le moindre inconvénient à passer aux inspirations. On sait que là gît la véritable puissance. Mais les inspirations n'excluent pas l'usage des cigarettes ; on peut employer les deux moyens d'action pour arriver plus sûrement au but. Nous nous servons constamment de l'un et de l'autre, et c'est toujours avec avantage lorsque l'iode est accepté par les malades et qu'il agit avec efficacité.

CHAP. VII.

EFFETS GÉNÉRAUX ET EFFETS PARTICULIERS DE L'INSPIRATION.

En divisant les effets en généraux et en particuliers, nous avons voulu montrer d'une part ceux qui peuvent être remarqués par le public et le malade, et d'autre part ceux qui sont spécialement du ressort du médecin.

A la simple vue, et sans connaître en quoi consiste la phthisie, tout le monde, ou du moins la partie éclairée du public, sait reconnaître si une personne est ou n'est pas sous l'influence d'une altération tuberculeuse. Sans pouvoir dire quelle est la cause intime de l'effet qu'il a sous les yeux, celui qui voit journellement un phthisique reconnaîtra si la maladie s'améliore ou s'arrête, si le malade va mieux ou s'il va plus mal. Pour le médecin, outre les signes qui frappent le vulgaire, il y en a qui vont droit à son savoir, à son expérience personnelle et qui tiennent aux choses qu'il voit ou entend, tandis que les observateurs étrangers à la médecine ne les voient ni ne les entendent. Au nombre de ces signes, sensibles seulement pour l'homme de l'art, se placent tout d'abord ceux qui se découvrent par l'auscultation, moyen qui a pour but de traduire à l'oreille, par les bruits qui se produisent dans les poumons, les états variés de la maladie. En se guidant là-dessus, il comprend, non-seulement ce qui se passe, mais il prévoit encore ce qui doit arriver.

Les effets généraux, dont tout le monde peut se rendre compte, sont très-importans à noter. Il faut que le malade sache prendre quelque courage en l'absence du médecin, qui n'est pas toujours là pour le consoler ou l'entretenir dans ses espérances. Nous ne voulons pas tracer les règles d'une méthode sûre et facile qui fasse connaître aux personnes étrangères à la médecine, si, sous l'influence d'un traitement, une maladie s'améliore ou ne s'améliore pas; nous voulons seulement rappeler brièvement ce que tous les esprits peuvent comprendre, et tous les yeux apercevoir, quand une amélioration se prononce. Ni le malade ni les amis ne doivent longtemps l'ignorer ; rien ne seconde l'efficacité d'un traitement comme l'influence physiologique entretenue par une légitime espérance.

L'état fébrile qui se produit le soir, et épuise beaucoup le malade, se calme un peu après quelques jours d'inspiration, lorsque le traitement par l'iode doit produire des effets favorables. La faiblesse, l'abattement de la journée s'arrêtent aussi pour diminuer plus tard. Le goût des alimens reparaît ou du moins il persiste davantage, c'est-à-dire que le malade ne désire pas capricieusement des mets qu'il repousse dès qu'on les lui sert ou qu'il en a goûté. Plus la médication agit et ses effets se prononcent, plus cette appétence pour la nourriture se développe. Il vient un moment même où l'appétit reparaît avec la conséquence ordinaire des bonnes digestions. Les forces ne viennent pas immédiatement ; il faut du temps, quelque succès qu'ait le traitement, pour qu'elles se recomposent. La maigreur ne fait pas aussitôt place à un embonpoint renaissant, mais un progrès visible se manifeste dans cette voie. Le malade alors résiste plus longtemps aux fatigues de la veille, ses organes sont moins impressionnables au bruit qu'il entend et au mouvement qui peut le troubler. Il agit, il marche sans éprouver trop vite cet abattement profond qui le forçait, avant la médication iodée, de revenir promptement à son fauteuil, ou sur son lit de repos. Cet effet ne se produit pas sans un changement progressif dans les formes relâchées et amaigries du corps.

Dans cette réparation générale, il ne faut pas oublier le visage, où chaque pli musculaire et chaque saillie osseuse sont accusés quand la maigreur est avancée. Tous ces sillons se remplissent, s'effacent et donnent à l'expression de la physionomie un caractère qui n'échappe à personne, et qui révèle d'une manière frappante la favorable influence de la médication.

Il se lie à ces changemens que tout le monde peut voir, et que le malade du reste ressent et apprécie, des changemens plus ou moins notables dans la quantité et la qualité des crachats, dans la violence et la fréquence de la toux, dans l'abondance des sueurs nocturnes, et enfin dans ces douleurs plus ou moins vives qui accusent la faiblesse profonde de l'organisme et la vive impressionnabilité du système nerveux.

L'auscultation brille au premier rang des moyens de vérification dont dispose le médecin. Avec elle, l'œil pénètre dans la poitrine avec la pensée, et y voit ce qui s'y passe, sous l'influence du traitement par les inspirations iodées. Voici donc ce que peut constater le médecin dans les conditions où ce médicament exerce son action curative. La matité, qui occupe une place moins étendue, se dissipe par un changement progressif, ce qui indique que le poumon, imperméable à l'air dans les parties correspondantes, reprend sa perméabilité. Lorsque des râles muqueux, plus ou moins graves par la grandeur de la place qu'ils occupent et par les caractères variés du bruit qu'ils produisent, lorsque ces râles se font entendre, ils se circonscrivent peu à peu dans leur étendue, et se modifient favorablement dans leur bruit caractéristique. Dans quelques circonstances où le succès est prompt et complet, les râles disparaissent rapidement, pour ne laisser régner que le bruit de l'air entrant dans les cavernes cicatrisées. Les crachats interprètent par des signes plus certains encore les changemens opérés dans le poumon. Ils diminuent dans leur purulence, dans leur opacité, dans leur odeur, dans leur consistance. La mucosité mousseuse qui avait disparu reparaît; et lorsqu'un travail de cicatrisation s'est produit dans l'organe, ou que la résolution tuberculeuse s'est effectuée, les crachats devenus rares ont un caractère qui se confond en quelque sorte avec celui de l'état normal. Faut-il ajouter que le pouls devient la mesure sur laquelle on peut calculer la marche de la guérison, l'efficacité progressive du remède ? Quand le mouvement fébrile diminue sous le rapport de la durée, et le mouvement pulsatoire sous celui de la fréquence, quand l'accès engendre de moins en moins un malaise douloureux et un trouble plus ou moins violent, quand les nuits commencent à être calmes et réparatrices, le succès est proche ; et si rien ne trouble cette amélioration, malade et médecin ont le droit de tout espérer.

En traitant des effets généraux et des effets particuliers, nous n'avons pas voulu faire un tableau dans lequel entreraient forcément tous les malades traités par notre méthode ; nous ne faisons pas de l'empirisme, mais une médecine rationnelle ; ce n'est pas à la partialité, à l'enthousiasme que nous obéissons, c'est à l'expérience et à l'expérience d'autres que nous. Tout en déclarant que la médication iodée partage le sort des moyens de traitement les plus efficaces, nous croyons pouvoir dire que les bons effets dont nous venons de parler ne sont pas une illusion, mais une réalité incontestable. Notre expérience personnelle et celle de médecins haut placés dans la science sont là pour le constater. Nous allons montrer les preuves que l'une et l'autre nous ont fournies.

CHAP. VIII.

EFFICACITÉ DU TRAITEMENT DÉMONTRÉE PAR DES OBSERVATIONS PRISES A DES SOURCES DIFFÉRENTES.

Tout est dans les observations. Un médicament, dont l'action resterait inexplicable, doit être adopté par cela seul que de sérieuses observations, que des faits relevés avec soin et conscience prouvent qu'il guérit. Ces preuves directes, nous les avons. Nous ne les donnons pas toutes, mais nous avons choisi les plus concluantes, que nous n'avons pas seulement empruntées à notre pratique, mais, pour plus d'impartialité, à la pratique des hôpitaux.

1re OBSERVATION. — Une dame, âgée de 23 ans, et de tempérament lymphatique, avait été prise, à la suite d'une seconde parturition, d'une toux assez fréquente qu'elle attribuait à un rhume négligé, d'hémoptysies répétées, d'inappétence, d'une faiblesse progressive et d'une maigreur assez considérable. Après un traitement qui n'eut pas de succès, elle fut soumise, sur la consultation d'un professeur de l'école, à l'huile de foie de morue et au sulfate de quinine ; le sulfate de quinine était donné dans le but de couper la fièvre qui apparaissait régulièrement tous les soirs. Ce second traitement n'eut pas plus de succès que le premier, et les médecins jugèrent que la malade n'avait aucune chance de guérison. C'est sur ces entrefaites que je fus appelé. Voici ce que j'observai : une toux fréquente avec augmentation pendant la nuit, insomnie prolongée, crachats mousseux, quelques-uns opaques et d'une coloration verdâtre ; la poitrine accuse de la matité dans tout le côté gauche ; il s'y fait entendre un râle sous-crépitant mêlé de quelques craquemens rares et dispersés. Je prescrivis d'abord, pour tout traitement, de fumer une demi-cigarette iodée chaque jour, mais dès le lendemain j'en fis fumer une entière, et le troisième jour deux ; dès ce moment, voyant que la médication iodée était parfaitement acceptée, je passai aux inspirations à l'état pur. Un amendement notable s'ensuivit et augmenta sans interruption. Au bout de trois mois, la malade, condamnée par des médecins très-compétens, et qui en était évidemment à la première période de la phthisie, avait repris assez de force pour faire un voyage de deux cents lieues, seule, sans être accompagnée de personne. Arrivée dans le midi de la France, elle a suivi pendant quelque temps le traitement par les inspirations. Aujourd'hui son état est tel que tous les symptômes inquiétans ont disparu, qu'elle a repris les habitudes de la vie ordinaire et qu'elle a cessé toute espèce de médication.

2e OBSERVATION.— Une dame habitant Paris depuis son enfance, âgée de trente-quatre ans, a toujours joui d'une bonne santé jusqu'en 1847, époque à laquelle un de ses enfans succomba à la phthisie pulmonaire ; depuis ce moment sa santé s'est altérée de plus en plus, les digestions deviennent pénibles, l'amaigrissement survient, en même temps que des bronchites successives sans être cependant accompagnées d'hémoptysie. Appelé près d'elle, le 17 juin dernier, je constate l'état suivant :

On entend, vers le sommet du poumon gauche, dans une étendue variable, une pectoriloquie plus ou moins complète, du gargouillement et une respiration amphorique; la percussion donne une matité au-dessous de la clavicule; les mêmes signes existent au-dessus de la fosse sus épineuse. La malade accuse une douleur très-vive du côté opposé, mais on n'y trouve rien ni à l'auscultation ni à la percussion.

La gêne de la respiration est telle que la malade ne peut rester dix minutes dans son lit; elle est obligée d'être continuellement sur un fauteuil, la poitrine penchée en avant, laissant jour et nuit les croisées ouvertes dans la crainte de manquer d'air. Les crachats sont opaques, d'une couleur verdâtre, privés d'air et comme lacérés à leur pourtour. Le pouls donne 130 à 140 pulsations par minute. Le sommeil est nul ou à peu près, la soif est excessivement vive, l'amaigrissement est considérable, les membres sont si grêles qu'ils ne peuvent plus soutenir le corps. M. le professeur Piorry, appelé le lendemain, vient confirmer notre diagnostic. Une caverne existe au sommet du poumon gauche et des tubercules sont disseminés dans le reste du poumon, à droite, la respiration est assez naturelle.

Le premier jour il fut convenu qu'on donnerait à la malade tartre stibié 0,10 dans 120,0 d'infusion de fleur d'oranger, par cuillerée toutes les demi-heures jusqu'à effet vomitif; trois cuillerées ayant suffi, nous fîmes suspendre la potion.

Le lendemain, nous commençâmes les inspirations de vapeur d'iode au moyen de cigarettes; plus tard nous prîmes l'appareil; une semaine à peine s'était-elle écoulée que nous eûmes une amélioration sensible. Sous l'influence de ce simple traitement, nous vîmes tous les symptômes qui menaçaient de devenir graves, s'amender insensiblement, et nous eûmes la satisfaction de voir cette malade sortir en voiture, faire des promenades assez prolongées, manger de bon appétit. Le sommeil qui, comme je l'ai dit plus haut, était nul, revint peu à peu. L'état général s'améliora d'une manière notable.

Nous avons montré cette malade à M. le docteur Truchon, président de la société médicale du 5e arrondissement, qui peut confirmer tous les détails de notre observation.

Nous devons ajouter, pour compléter ce qui précède, que cette dame ayant donné depuis chez elle une soirée où, fatiguée par la chaleur, elle eut l'imprudence de s'exposer à un courant d'air une grande partie de la nuit, contracta une pleuropneumonie à laquelle elle ne tarda pas a succomber.

3e OBSERVATION. — Un homme de quarante ans portait depuis cinq mois des indurations et des cavernes tuberculeuses à la partie postérieure et moyenne du poumon droit ; il expectorait des quantités très-grandes de crachats nummulaires et purulens ; son seul traitement consista dans des inspirations d'iode et dans des frictions pectorales avec la teinture iodée. Le régime prescrit fut un régime réparateur ; sous ces influences réunies, et dont la plus active fut, à notre avis, l'action directe de l'iode en émanation, sur les organes respiratoires, il se produisit les changemens suivans. L'engorgement, plessimétriquement mesuré et qui porte une dimension de 16 centimètres d'un côté à l'autre et de 14 de haut en bas, diminue chaque jour d'à peu près 5 millimètres ; les crachats deviennent moins abondans ; la fièvre cesse ; le sang et les forces se réparent ; enfin, après un mois de traitement, la percussion donne à peine quelque trace de matité, et l'auscultation ne fait plus entendre de ronchus caverneux. L'amélioration est telle, après quelques jours de traitement, que le malade, qui paraissait à l'agonie avant l'inspiration de l'iode, peut se rendre à une distance de quinze lieues de Paris.

M. le professeur Piorry, à qui la médecine iodée doit beaucoup, ainsi que nous l'avons dit précédemment, s'exprime ainsi dans une de ses récentes publications (1), à propos des inspirations de teinture d'iode qui lui sont personnelles, ainsi que des inspirations d'iode pur dont la paternité nous appartient. « Des résultats remarquables, des améliorations inespérées, des guérisons même furent obtenues à la Pitié ou dans ma pratique particulière. Tels sont, par exemple, les faits suivans. »

(1) *Traité de Médecine pratique;* Atlas de plessimétrisme.

Les observations qui suivent sont trop concluantes, en effet, pour les passer sous silence. Nous allons les reproduire comme le meilleur argument en faveur du traitement que nous proposons, et dont l'efficacité, dans ces cas nombreux et difficiles, est incontestable.

1re OBSERVATION de M. Piorry. — Un horloger, âgé de 60 ans, présentait de vastes cavernes à gauche, au niveau de l'angle inférieur de l'omoplate ; elles étaient entourées d'un tissu dur. Cet homme crachait des quantités considérables de pus ; et ce fut une chose bien remarquable que de voir, à quarante-huit heures de distance et sous l'influence de la vapeur d'iode, diminuer d'une manière graduée et successive l'espace occupé par la matité, et de façon à ce qu'en moins de deux mois ce malade, très-amaigri, hypémique au suprême degré, revint complétement à la santé.

2e OBSERVATION. — Une jeune demoiselle de Melun, traitée par l'honorable docteur Fantin, médecin de cette ville, et par moi (c'est toujours M. Piorry qui parle), présentait, au sommet du poumon droit, des indurations et des cavernes pneumophymiques très-manifestes. Elle était hypémique et hydrémique, et expectorait des crachats puriformes. Les menstrues avaient cessé. Sous l'influence des vapeurs d'iode, d'un régime réparateur et de bons soins hygiéniques, cette demoiselle s'est rétablie à ce point, qu'il reste à peine un peu de matité au sommet du poumon droit, et que les évacuations périodiques sont reparues et s'accomplissent d'une manière régulière.

3e OBSERVATION. — Un ouvrier bottier, entré il y a seize mois à l'hôpital de la Pitié pour une splénopathie, dont l'alcoolé de quinine le rétablit complétement, était en même temps atteint de vastes indurations et d'excavations pulmonaires à droite et en haut. Le malade expectorait des matières pyoïdes et nummulaires. Un amaigrissement considérable avait lieu, et les autres symptômes de la phymémie chronique se dessinaient d'une manière évidente. Sous l'influence des vapeurs d'iode, cet homme, un an après, ne présentait plus, lors de mon examen, aucune trace de ces accidens.

4e OBSERVATION.— Je viens de voir encore une dame habitant Plaisance, près Paris, chez laquelle, sous l'influence des préparations iodées, se sont dissipés les signes matériels et les symptômes d'une induration tuberculeuse existant au sommet du poumon droit.

M. Piorry fait suivre cette dernière observation d'une remarque qui contient plusieurs observations incomplètes, mais qui n'en sont pas moins concluantes.

« Mes devoirs de professeur de clinique médicale
» de la charité exigent que j'examine avec un soin ex-
» trême les malades de mon service ; or, j'avais,
» chez quatre phymopneumoniques, nettement cir-
» conscrits par des lignes noires, des indurations
» présumées tuberculeuses existant au-dessous des
» clavicules. Ces malades furent soumis aux inspi-
» rations de vapeur d'iode ; en huit jours, chez deux
» d'entre eux, les symptômes locaux et généraux se
» dissipèrent, il ne resta plus que les caractères du
» catarrhe chronique des auteurs, avec expectora-
» tion de mucosités transparentes. Chez les deux au-
» tres, la matité a disparu dans l'étendue d'un cen-
» timètre à la circonférence des points indurés, et il
» y a une amélioration des plus marquées dans les
» troubles fonctionnels. »

Je pourrais joindre à ces faits, dit encore M. Piorry, un assez grand nombre d'autres cas du même genre recueillis soit dans mon service à la Pitié soit en ville.

Que conclure de ce qui précède? La conclusion est tout entière dans les observations; elles sont significatives : dans l'une, la maladie est commençante; dans une autre, elle est à un degré assez avancé; dans toutes, la présence des tubercules est incontestable. Dans tous les cas, ce n'est pas seulement à notre opinion personnelle, aux préventions qui auraien tpu nous maintenir dans l'illusion, que nous nous sommes arrêté. Nous avons pris des observations dans les livres de l'homme le plus clairvoyant dans les affections qui exigent la vérification par l'auscultation et la plessimétrie. Nous n'avons donc plus à plaider la cause du traitement par l'iode; cette cause, gagnée depuis longtemps dans notre esprit, dans celui de M. Piorry et d'autres supériorités médicales, le sera bientôt chez tous les hommes sérieux de notre profession.

BIBLIOTHÈQUE NATIONALE R.F. IMPRIMÉS

Paris. — Impr. de E. Brière, rue Ste-Anne, 55.

INSTRUCTION.

L'Iodomètre complet se compose de deux parties distinctes : 1° d'une lampe à Alcool ou Calorifère ; 2° de l'appareil aspirateur.

La lampe à alcool est formée de diverses pièces :

1° De la capacité **A** qui reçoit l'Alcool ; 2° du capuchon **B**, rodé, qui, lorsqu'on ne se sert pas de l'appareil, s'oppose à l'évaporation du liquide ; 3° du porte-mèches en verre **C** pour maintenir le coton ; 4° du petit entonnoir **D** pour emplir la lampe ; 5° latéralement se trouve un petit bras métallique **E** à l'extrémité duquel est une virole **F** disposée de manière à maintenir l'appareil aspirateur dans une position convenable ; 6° une tige métallique **G** qui, d'une part, supporte toutes ces pièces, et, de l'autre, se visse au pied également en métal **X**.

L'autre partie ou appareil aspirateur se compose de la capacité **H**, dont le tube capillaire **I** reçoit l'Iode en petits cylindres que l'on fait mouvoir au besoin au moyen du piston en platine **J**, ce tube capillaire porte une échelle dont le point de départ est indiqué par un trait circulaire. La partie moyenne de cette capacité reçoit une tige en verre recourbé **K**, par où l'on aspire la vapeur d'Iode.

L'ouverture de l'appareil est fermée par un tube rodé **L M**, terminé en pointe par en bas **M** et en goulot par en haut **L**. La pointe a pour but de diriger l'air sur l'extrémité supérieure de l'Iode ; le goulot **L** est destiné à recevoir un petit bouchon de liége **N** qui sert à maintenir le tube serpentin **O P** dans une position convenable. En faisant glisser le bouchon on peut fixer le serpentin plus ou moins haut au-dessus de la flamme, et par conséquent élever à une température plus ou moins grande l'air qu'on y fait circuler.

Pour monter l'appareil, on visse la lampe sur son pied, puis on adapte à la virole de la lampe l'Iodomètre amorce. Pour emplir la lampe d'Alcool on enlève le capuchon rodé, on retire le porte-mèches, puis, à l'aide de l'entonnoir, on introduit de l'alcool jusqu'aux trois quarts de la capacité de la lampe. Enfin, on remet le porte-mèches après l'avoir garni, ce qui se fait en introduisant dans toute sa longueur quelques brins de coton filé.

La lampe a pour but de chauffer la partie métallique **P** du petit serpentin. Pendant tout le temps qu'on se sert de l'appareil il faut que la partie métallique se trouve placée dans le point le plus chaud qui correspond aux deux tiers environ de la hauteur de la flamme.

Pour amorcer l'Iodomètre (c'est-à-dire le garnir d'Iode), on enlève le bouchon conique ; puis, tenant horizontalement l'instrument et appliquant l'orifice du flacon contenant l'Iode jusqu'au fond de l'appareil en inclinant en même temps qu'on donne une petite secousse, on fait glisser un petit cylindre d'iode qui vient battre contre le piston en platine, on redresse l'appareil et on y applique le bouchon rodé, garni de son serpentin, que l'on fixe à la hauteur jugée convenable.

L'Iode contenu dans les flacons est en petits cylindres moulés, d'une grosseur telle que chaque division tracée sur l'appareil correspond exactement à un centigramme d'Iode ; avec un peu d'habitude, on peut facilement prendre à vue d'œil la moitié, le quart et même le cinquième de l'espace qui sépare chaque division, de manière à pouvoir apprécier avec facilité deux milligrammes d'Iode.

Il est essentiel de ne jamais charger l'Iodomètre d'une trop grande quantité d'iode à la fois, un seul cylindre suffit pour l'ordinaire.

Quant à la quantité d'iode que doit aspirer chaque malade dans sa journée, le médecin saura facilement l'apprécier, il en sera le seul juge.

Il faut avoir soin de nettoyer l'intérieur de l'appareil en l'essuyant avec la petite tige en baleine, après l'avoir garnie d'un peu de papier de soie, qu'on fait facilement tenir au moyen d'une fente faite exprès.

Ces précautions sont nécessaires pour pouvoir lire avec facilité la quantité d'Iode entraînée par l'air.

Pour conserver en bon état l'Iodomètre dans sa boîte il est essentiel que la lampe soit vide d'alcool et que l'Iode soit renfermé dans les flacons exactement bouchés et même recouverts de leur double enveloppe pour ne pas détériorer la garniture métallique.

L'appareil une fois monté, on allume la lampe quelques instans avant de s'en servir.

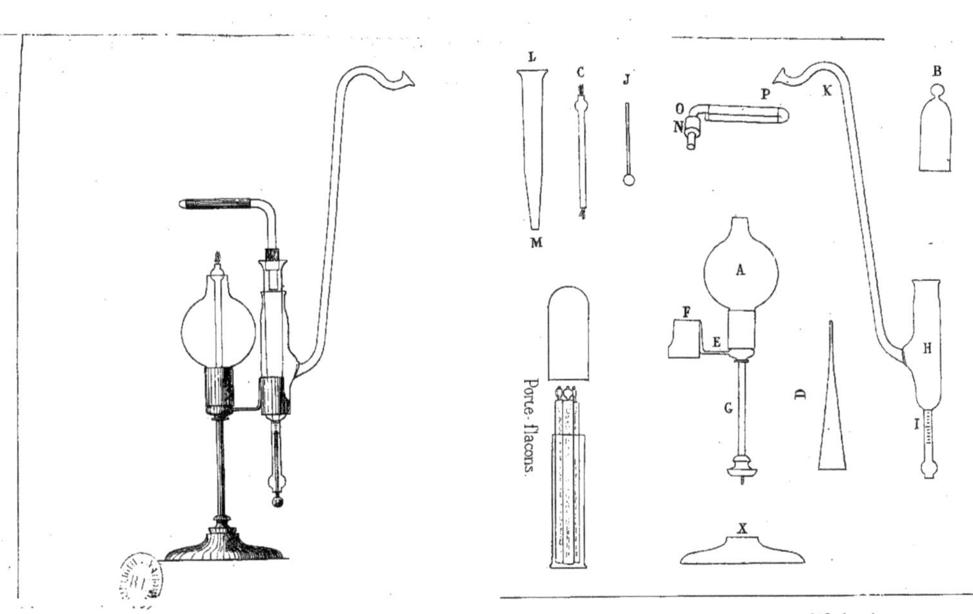

Iodomètre monté.

Pièces détachées composant l'Iodomètre.

www.ingramcontent.com/pod-product-compliance
Ingram Content Group UK Ltd.
Pitfield, Milton Keynes, MK11 3LW, UK
UKHW022130260726
13993UKWH00003B/1354